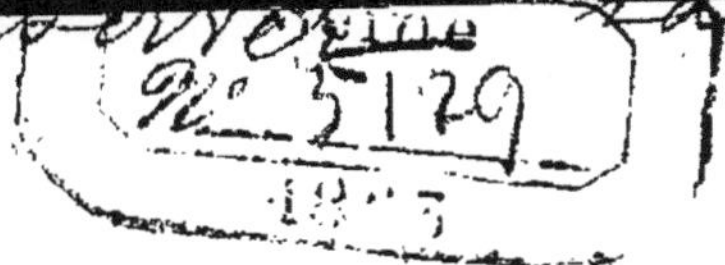

DES EFFETS PHYSIOLOGIQUES

DE

L'EAU DE LA RAILLÈRE

A CAUTERETS

RECHERCHES EXPÉRIMENTALES

PAR

LE Dr L. GIGOT-SUARD,

Médecin consultant aux eaux de Cauterets,
Médecin de l'hôpital de Levroux (Indre),
Ex-Inspecteur des bains de Royan,
Membre correspondant de l'Académie impériale
des sciences de Rouen,
des Sociétés de médecine de Paris,
Bordeaux, Tours, Poitiers, Marseille,
de la Société des sciences historiques de l'Yonne,
etc., etc.

PARIS

PUBLIÉ PAR LA *GAZETTE DES EAUX*

7, QUAI CONTI, 7.

—

1863

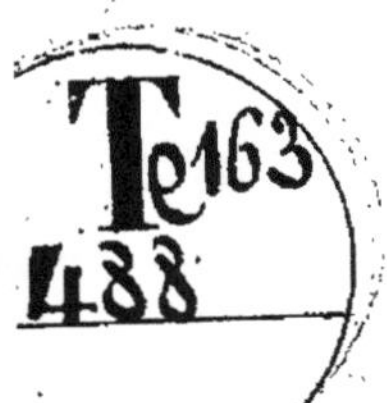

RECHERCHES EXPÉRIMENTALES

SUR LES EFFETS PHYSIOLOGIQUES

DE

L'EAU DE LA RAILLÈRE

A CAUTERETS

PAR

LE Dʳ L. GIGOT-SUARD,

Médecin consultant aux eaux de Cauterets,
Médecin de l'hôpital de Levroux (Indre),
Ex-Inspecteur des bains de Royan,
Membre correspondant de l'Académie impériale
des sciences de Rouen,
des Sociétés de médecine de Paris,
Bordeaux, Tours, Poitiers, Marseille,
de la Société des sciences historiques de l'Yonne,
etc., etc.

PARIS

PUBLIÉ PAR LA *GAZETTE DES EAUX*

7, QUAI CONTI, 7.

1863

Paris.—Imprimé chez Bonaventure et Ducessois,
55, quai des Augustins.

Des Effets physiologiques

DE

L'EAU DE LA RAILLÈRE

A CAUTERETS.

La thérapeutique hydrologique pèche par la base : *l'expérimentation physiologique.* Elle ne marchera qu'à tâtons dans la voie de l'empirisme ou du fantaisisme, tant que l'on n'aura pas étudié, déterminé les effets physiologiques de chaque eau, de chaque source, administrée à l'intérieur, depuis la dose la plus faible jusqu'à la dose la plus élevée; appliquée à l'extérieur, sous forme de bain, d'affusion, etc. C'est là un travail préliminaire difficile, pénible, long, mais indispensable. *Dura lex, sed lex.*

(LOUIS FLEURY, *Gaz. des Eaux*, 19 juin 1862.)

Il est loin de ma pensée de contester les services rendus à l'hydrologie médicale par les chimistes. Je reconnais, au contraire, toute l'importance de leurs patientes et ingénieuses recherches ; mais je crois aussi que s'obstiner à demander aux analyses chimiques le secret de l'action des eaux minérales, c'est perpétuer les incertitudes et les contradictions, c'est condamner l'hydrologie à ne jamais entrer dans la voie de la médecine exacte et de la thérapeutique rationnelle. L'observation et l'expérience peuvent seules nous conduire à la solution des problèmes qui se rattachent à l'hydriatrie. Les documents n'ont pas manqué jusqu'à ce jour; malheureusement ces documents, quelque consciencieux qu'ils soient, jettent plus souvent la confusion et le doute dans l'esprit des médecins, qu'ils ne servent à former leurs convictions.

Parmi les conditions auxquelles est subordonné le progrès dans l'hydrologie, il y en a une principale, essentielle, qui a inspiré à un éminent praticien des réflexions que j'ai prises pour épigraphe de ce mémoire : je veux parler de l'*expérimentation physiologique*.

Objectera-t-on qu'il en est de certaines eaux minérales comme de plusieurs médicaments dont le résultat thérapeutique ne dépend d'aucune action physiologique

qui le précède et qui puisse l'expliquer ?
Cela ne paraît pas impossible ; mais encore faut-il le prouver. Dira-t-on aussi
que les effets physiologiques de quelques
eaux, les sulfureuses, par exemple, sont
bien connus, et qu'on sait aujourd'hui
que parmi ces dernières, les unes sont
excitantes et les autres *sédatives,* à des degrés différents ? Rien n'est moins prouvé,
ou plutôt rien n'a été plus mal déterminé
que ces effets des eaux sulfureuses. Je
vais m'expliquer par des exemples.

Sous l'influence de l'eau de la Raillère,
prise en boisson et à une certaine dose,
— un verre au moins, — le pouls d'une
personne en santé descend au-dessous
de son rhythme normal durant les trois
premières heures qui suivent l'ingestion
de l'eau, tandis qu'il s'élève bien au-
dessus au bout de cinq à six heures.
Voilà donc des effets tout à fait opposés,
suivant l'époque de la journée à laquelle
on les observe.

Pendant un bain préparé avec la même
eau et marquant de 34 à 35 deg. centig.,
le pouls diminue de fréquence, tandis
qu'il commence à s'élever dès la pre-

mière demi-heure qui suit le bain, et dans le cours de la journée le nombre des pulsations dépasse de beaucoup la moyenne ordinaire. D'un autre côté, la chaleur de la peau, mesurée avec le thermomètre, augmente et finit même par surpasser son chiffre initial d'un degré, si les bains restent à la même température et si leur usage est continué quelque temps. Dans ce cas, le sang se porte du centre à la périphérie, et il ne survient aucun malaise, aucun dérangement dans les fonctions. Au contraire, si l'eau est à 38 ou 37 deg. centig., le pouls s'accélère pendant le bain, puis il diminue de fréquence après, pour s'élever encore, plus tard, au-dessus de son rhythme normal. La température de la peau, qui ne varie que d'un à trois dixièmes de degré dans la journée, tombe au-dessous de sa moyenne ordinaire au bout de quelques jours. Alors il n'est pas rare d'observer, après un certain nombre de bains, de l'agitation, de l'insomnie, de l'inappétence, etc. Évidemment, il y a là appel du dehors en dedans, c'est-à-dire un effet inverse de celui qui se produit quand la

température est maintenue entre 34 et
35 deg. centig.

Il existe donc des conditions qui font
varier les effets d'une même eau dans
son usage externe, et que le médecin ne
doit point ignorer, sous peine de s'expo-
ser à de nombreux mécomptes. Autre
exemple : une douche à 35 deg. centig.,
et de cinq à dix minutes, n'a pas la même
action physiologique qu'une douche à
40 deg. centig. et de la durée d'un quart
d'heure ; une douche écossaise de quelques minutes seulement, et dans laquelle
l'élément froid domine, produit aussi des
effets différents de ceux d'une douche où
l'élément chaud est principalement em-
ployé, et qui dure de quinze à vingt minutes.

On voit combien il est facile de se mé-
prendre sur les véritables effets des eaux
minérales, et qu'il ne faut pas confondre
l'excitation physiologique qui produit,
comme disait Bordeu, un *remontement
général*, sans troubler l'harmonie des
principales fonctions de l'organisme, et
que caractérisent l'accélération non fébrile du pouls et l'augmentation réelle

de la chaleur de la peau, avec les phénomènes qui ont donné naissance aux
vieilles doctrines de la saturation et de la
fièvre thermale. Ces phénomènes, dus
ordinairement à des congestions internes,
ne peuvent qu'induire en erreur, si l'on
juge par leur intensité et la rapidité avec
laquelle ils se produisent de l'activité et
des propriétés thérapeutiques des eaux.
A Cauterets, César et les Espagnols pas-
sent pour être plus excitants que la Raillère; cependant, un bain préparé avec
de l'eau des deux premières sources et à
35 deg. centig., exerce sur la circulation
et la chaleur de la peau une action moins
énergique qu'un bain d'eau de la Raillère
à la même température. Cette différence
d'action a sa raison d'être, que j'expose-
rai en temps et lieu.

Je n'insisterai pas davantage sur l'ex-
trême importance de l'étude des effets
physiologiques des eaux minérales pour
leur application au traitement des maladies. Si cette étude a été trop négligée
jusqu'à présent, cela tient principalement
aux difficultés que comporte le sujet.
Combien peu de personnes, en effet,

consentent à se soumettre à une observation attentive, et surtout à ne pas enfreindre les règles d'hygiène, sans lesquelles il est impossible d'arriver à des résultats certains. Un écart de régime, la fatigue, l'exposition à un soleil trop ardent, le défaut de précautions contre les variations atmosphériques, etc., voilà autant de circonstances capables de modifier ou d'annihiler les effets des eaux, de donner le change sur leur véritable action, et, par conséquent, de tromper l'observateur le plus consciencieux.

Mes recherches ont été faites sur plusieurs personnes, que j'ai suivies attentivement, et sur moi-même.

A la fin de la saison de 1862, j'ai consacré environ cinquante jours à observer, avec la plus scrupuleuse attention, les modifications que l'eau de la Raillère, employée successivement *intra* et *extra*, imprimait à mon pouls, à la température de mon corps, à celle de ma peau, etc. Je me rendais à la Raillère en voiture, vu la distance qui sépare cet établissement de Cauterets, et mes observations étaient faites dans un cabinet que M. l'inspecteur des eaux avait eu l'obligeance de mettre à ma disposition. Pendant ces expériences, je n'ai rien changé à mon régime ni à mes habitudes ; j'ai évité soigneusement ce qui pouvait rendre les résultats douteux ; en un mot, je me suis entouré de toutes les précautions nécessitées par une étude aussi délicate. *Dura lex, sed lex.*

COUP D'OEIL

SUR LES PROPRIÉTÉS PHYSIQUES ET CHIMIQUES DE L'EAU DE LA RAILLÈRE, ET SUR LES CONDITIONS DE L'ÉTABLISSEMENT.

Trois sources jaillissant à la base de la montagne du *Péguère*, constituée par une roche granitique, dans laquelle le feldspath de soude paraît dominer, alimentent l'établissement de la Raillère ; ce sont: la source chaude, la source tempérée du sud et la source tempérée du nord. La première fournit 74,000 litres d'eau en vingt-quatre heures, la seconde 20,000 et la troisième 17,904 litres; en tout, 115,904 litres.

La source chaude, qui est la principale, correspond au milieu de l'établissement; elle marque 38,7 deg. centig. au griffon, tandis que la tempérée du sud marque 37,5 deg. centig. Il ne m'a pas été possible d'arriver à la source du nord [1].

L'eau de la source chaude alimente la buvette et présente au robinet une température de 38,5 ; elle n'a donc perdu que 2 dixièmes de degré. Cette eau est limpide, incolore, d'une odeur sulfureuse, d'un goût très-légèrement sucré et nullement désagréable. De même que toutes les eaux de Cauterets, elle ramène au bleu le papier de tournesol rougi par un acide faible ; mais cette réaction s'opère assez lentement. Sa densité est de 1,002 ; par conséquent, elle ne dépasse guère celle de l'eau distillée.

L'analyse chimique a fourni les résultats suivants à MM. Filhol et Réveil :

Source chaude (1,000 grammes d'eau).

Sulfure de sodium	0,0177
— de fer	traces.
Chlorure de sodium	0,0598

[1] MM. Filhol et Réveil indiquent le chiffre de 40,1 deg. centig. pour la source chaude et celui de 38,4 pour la tempérée du sud. Le thermomètre dont je me suis servi dans mes recherches, et qui sort des ateliers de M. Salleron, étant très-exact, je regarde les chiffres de MM. Filhol et Réveil comme trop élevés.

Chlorure de potassium	traces.
Carbonate de soude..........	id.
Sulfate de soude	0,0467
Silicate de soude............	0,0081
— de chaux.............	0,0324
— de magnésie..........	traces.
Borate de soude.............	id.
Iodure de sodium............	id.
Fluorure de calcium........	id.
Silice	0,0195
Matière organique...........	0,0350
Phosphate de chaux.........	traces.
— de magnésie.......	id.
Total.............	0,2102

Source tempérée (1,000 grammes d'eau).

Sulfure de sodium............	0,0177
— de fer..............	traces.
Chlorure de sodium.........	0,0565
— de potassium.......	traces.
Iodure de sodium...........	id.
Fluorure de calcium.........	id.
Carbonate de soude.........	id.
Borate de soude	id.
Silicate de soude............	0,0086
— de chaux.............	0,0296
— de magnésie..........	traces.
Sulfate de soude............	0,0596
Phosphate de chaux.........	traces.
Silice......................	0,0316
Phosphate de magnésie.......	id.
Matière organique...........	0,0350
Total.............	0,2386

On voit que les sources de la Raillère sont riches en silice et en matière organique. Elles fournissent aussi plus de barégine que les autres sources de Cauterets; et l'on sait que nos eaux ont pour principal caractère de laisser déposer cette substance abondamment partout où elles coulent au contact de l'air. « Les eaux de Cauterets, disent MM. Filhol et Réveil, nous paraissent remarquables entre toutes celles des Pyrénées centrales, par l'abondance des dépôts de barégine qu'elles produisent au contact de l'air; aussi, doit-on s'attacher à les conduire sur les lieux d'emploi, dans des conduits où l'air ne puisse pas pénétrer, car l'eau minérale, en se dépouillant de barégine, doit, nous en sommes convaincu, perdre une partie de son activité [1]. »

Les mêmes chimistes ont trouvé que 100 parties de barégine, bien dépouillée de sable et séchée à 120 deg., ont donné :

Matière organique	73,14
Silice	15,38
Chaux	4,86
Soufre	5,34

[1] *Analyse chimique des eaux de Cauterets* (p. 29).

Phosphates................... traces.
Fluorures .... id.
Fer 1,28
                            ─────────
                             100,00

La matière organique contient 7,37 p. 100 d'azote.

MM. Filhol et Réveil sont persuadés que la barégine est loin d'être étrangère aux effets avantageux que l'on retire si souvent de l'usage des eaux.

Peu d'établissements thermaux se trouvent dans d'aussi bonnes conditions que celui de la Raillère, au point de vue de la distribution de l'eau ; aussi ces conditions et la température des sources me paraissent - elles contribuer pour une large part aux résultats vraiment remarquables que l'on observe chez beaucoup de malades. En effet, l'établissement, qui représente un long parallélogramme, est situé au point même où les sources ont été captées, de telle sorte que la buvette se trouve à 5 mètres seulement du griffon et que les premiers cabinets n'en sont distants que de 10 mètres. Il y a un bassin pour chacune des sources, et le conduit qui mène l'eau à la buvette arrive en ligne droite, en traversant le bassin de la source chaude. Cette disposition explique comment la température de l'eau ne présente que 2 dixièmes de degré de différence au griffon et au robinet de la buvette.

Les cabinets sont alimentés en partie directement par les bassins, en partie par des conduits en terre cuite, entourés de maçonnerie et de ciment, ayant la forme d'un carré long et mesurant à peu près 10 centimètres de base sur 12 de hauteur. Chaque baignoire reçoit l'eau de la source chaude et celle de la source tempérée au moyen de deux robinets. Ces conditions permettent à l'eau d'arriver dans les cabinets sans avoir subi d'altération appréciable ; toutefois, sa température diminue aux robinets des baignoires au fur et à mesure que l'on s'éloigne du centre de l'établissement pour arriver aux extrémités, comme on le verra plus tard, quand je traiterai des effets physiologiques de l'eau de la Raillère employée à l'extérieur.

En somme, dans l'établissement de la Raillère, l'eau présente à la buvette les mêmes propriétés physiques et chimi-

ques qu'au griffon, et l'on peut adminis-
trer des bains à diverses températures,
entre 28 et 38 deg. centig., sans qu'il y
ait besoin d'avoir recours aux refroidis-
seurs ni au mélange de l'eau ordinaire
froide, comme cela se pratique dans plusieurs établissements. Ce sont des avantages précieux, que j'ai cru devoir faire
ressortir.

PREMIÈRE PARTIE

EFFETS PHYSIOLOGIQUES DE L'EAU DE LA RAILLÈRE A L'INTÉRIEUR.

I. CIRCULATION.

Avant d'entreprendre des expériences
sur moi-même, j'avais déjà remarqué,
chez plusieurs de mes malades, un phénomène bien digne, assurément, de fixer
mon attention. Le matin, deux heures
environ après l'ingestion d'une certaine
quantité d'eau de la Raillère, le pouls avait
diminué de fréquence, tandis que, vers
le milieu de la journée, il prenait une
accélération telle qu'on pouvait croire à
un accès fébrile. Mes recherches sont ve-
nues confirmer cette observation.

Pendant mon séjour à Cauterets, mon
pouls, compté avec la montre à secondes

et à diverses reprises, marquait, en moyenne, de 78 à 80 le matin à jeun, de 88 à 92 après le déjeuner et de 76 à 80 au moment du coucher. L'eau de la Raillère lui a imprimé des modifications remarquables.

Cette eau a été prise de la manière suivante :

Du 1er *au* 6e *jour*, à la dose d'un demi-verre, ou 115 grammes, entre sept et huit heures du matin, à jeun.

Du 6e *au* 10e *jour*, à la dose d'un verre, ou 230 grammes, entre sept et huit heures du matin, à jeun.

Le 10e *jour*, interruption.

Le 11e *jour*, à la dose d'un verre, ou 230 grammes, à trois heures de l'après-midi.

Le 12e *jour*, id.

Du 13e *au* 15e *jour*, à la dose d'un verre, ou 230 grammes, entre sept et huit heures du matin, à jeun.

Du 15e *au* 17e *jour*, à la dose d'un verre et demi, ou 345 grammes, entre sept et huit heures du matin, à jeun.

Le 17e *jour*, interruption.

Le 18e *jour*, à la dose d'un verre et demi, ou 345 grammes, à trois heures du soir,

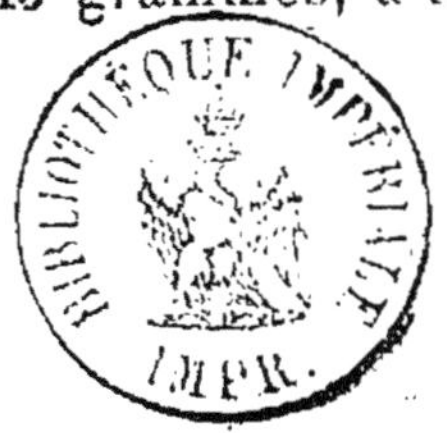

2

Le 19e *jour*, même dose, entre sept et huit heures du matin, à jeun.

Du 20e *au* 24e *jour*, à la dose de deux verres, ou 460 grammes, entre sept et huit heures du matin, à jeun.—Le 23e jour, la diète a été observée jusqu'à cinq heures et demie du soir, c'est-à-dire pendant vingt-quatre heures.

Du 24e *au* 26e *jour*, à la dose de deux verres, ou 460 grammes, le matin à jeun, et d'un verre, ou 230 grammes, à trois heures du soir, en tout 690 grammes.—Le 24e jour, la diète a été observée jusqu'à cinq heures et demie du soir, c'est-à-dire pendant vingt-quatre heures.

Le 26e *jour*, à la dose de deux verres, ou 460 grammes, le matin à jeun, en sept et huit heures, et de deux verres à trois heures du soir, en tout 920 grammes.

Le 27e *jour*, à la dose de deux verres, ou 460 grammes, entre sept et huit heures du matin, à jeun.

Le 28e *jour*, à la dose de deux verres, ou 460 grammes, entre sept et huit heures du matin, à jeun, et de deux verres à cinq heures, en tout 920 grammes.—Le dîner n'a eu lieu qu'à sept heures.

Dans mes expériences, je comptais les pulsations artérielles toutes les trente minutes, pendant les trois heures qui suivaient l'ingestion de l'eau, et toutes les heures de midi à cinq heures et de sept heures à dix heures du soir [1].

Les cinq premiers jours, la dose d'eau minérale étant d'un demi-verre, c'est-à-dire de 115 grammes, il n'y eut aucun effet immédiat sur la circulation ; mais de midi à trois heures, le nombre des pulsations l'a emporté sur la moyenne ordinaire ; il s'est élevé jusqu'à 90 le cinquième jour.

A partir du sixième jour, la dose de l'eau minérale ayant été augmentée, son action immédiate se traduisit par le ralentissement de la circulation. En effet, du sixième au dixième jour, le pouls, représenté par 80 le matin à jeun, marqua en moyenne, après l'ingestion de l'eau à la dose d'un verre, ou 230 grammes :

Première demi-heure......	78
Deuxième...............	76
Troisième...............	76
Quatrième...............	74

[1] Le déjeuner avait lieu à dix heures et demie et le dîner à cinq heures et demie.

Le nombre des pulsations avait donc diminué de six au bout de deux heures. Vers midi, des effets inverses se manifestèrent : les pulsations atteignirent le nombre moyen de 101 de midi à une heure, ce qui représente une différence de 27 avec le chiffre où était tombé le pouls deux heures après l'ingestion de l'eau. Cette réaction dura à peu près trois heures, mais en diminuant pendant une heure. De trois à cinq heures, le pouls était revenu à son rhythme normal. Vers sept heures, nouvelle réaction, moins intense, mais se prolongeant aussi longtemps, et suivant une marche identique.

Ces phénomènes alternatifs de sédation et d'excitation n'ont pas cessé d'avoir lieu pendant toute la durée de mes recherches, sous l'influence de l'eau minérale prise en boisson. Ainsi, la dóse étant d'un verre et demi, soit 345 grammes, le pouls a diminué, en moyenne, de huit pulsations au bout de trois heures, et la moyenne *maxima* de la période de réaction a surpassé de 28 la moyenne *minima* de la période de sédation.

Les mêmes effets se sont produits, et d'une façon encore plus marquée, lorsque la quantité d'eau prise en boisson fût de deux, de trois et de quatre verres, comme le prouvent les résultats suivants :

Doses de l'eau minér.	Moyenne du pouls av. de boire	Moyenne du pouls après avoir bu		Moyenne du pouls de midi à 3 heures.	
2 verres ou 460 gram.	81	1re d.-heure	77	De midi à 1 h.	107
		2e —	77	De 1 à 2 h..	103
		3e —	75	De 2 à 3 h..	96
		3e —	74	De 3 à 4 9..	84
4 verres ou 920 gram.	88	1re —	82	De midi à 1 h.	108
		2e —	82	De 1 à 2 h..	102
		3e —	80	De 2 à 3 h..	97
		4e —	78	De 3 à 4 h..	89

Les contre-épreuves faites le dixième, le onzième, le douzième, le dix-septième et le dix-huitième jour, ajoutent encore à la démonstration. En effet, l'état de mon pouls ne présenta rien d'extraordinaire le dixième et le dix-septième jour, pendant lesquels je ne bus pas d'eau minérale. Il en fut de même le onzième, le douzième et le dix-huitième jour jusqu'à trois heures de l'après-midi ; mais l'usage de l'eau ayant été repris à cette heure, les phénomènes signalés précédemment reparurent ; c'est-à-dire qu'après être tombé au-dessous de sa moyenne ordinaire, dans l'espace de deux heures, le pouls présenta une fréquence inaccoutumée depuis sept heures jusqu'à dix heures.

En comparant entre eux les chiffres de mes observations, j'ai été frappé de ce fait, que la réaction avait toujours eu lieu après le repas. Or la digestion accélère plus ou moins la circulation. Mais si l'on considère que, dans mes expériences, le pouls présenta une fréquence bien supérieure à celle qu'il possède ordinairement, on ne pourra s'empêcher d'admettre que si la digestion a contribué à produire ce phénomène, elle n'en a pas été la cause exclusive et principale. D'ailleurs, les résultats obtenus le vingt-troisième et le vingt-quatrième jour prouvent que la réaction a lieu indépendamment de la digestion. Ainsi, le vingt-troisième jour, la dose de l'eau étant de deux verres, le pouls, qui marquait 83 avant l'expérience, tomba, au bout de deux heures après l'ingestion de l'eau, à 76, chiffre auquel il se maintint de onze heures à midi, tandis qu'il s'éleva à 90 de midi à une heure, à 90 de une heure à deux, et à 88 de deux heures à trois, quoique la diète ait été observée depuis la veille, c'est-à-dire pendant vingt-quatre heures. Le nombre des pulsations était revenu à son chiffre initial de trois à quatre heures. La période de sédation et la période de réaction ont donc duré chacune environ trois heures. J'ai constaté des effets identiques le vingt-quatrième jour, la diète ayant été également observée depuis la veille.

Un autre fait digne de remarque, c'est que la moyenne générale du pouls n'a commencé à s'élever qu'à partir du vingt-troisième jour, alors que la dose de l'eau minérale était portée à deux verres depuis trois jours. Le vingt-huitième jour, le nombre moyen des pulsations était de 90, tandis qu'il n'était que de 80 au commencement de mes expériences. Cette élévation de la moyenne générale du pouls diminua peu à peu après l'usage de l'eau, et le quatrième jour le nombre des pulsations avait repris son chiffre normal.

En résumé :

L'eau de la Raillère, en boisson, a exercé sur la circulation une action ca-

ractérisée par le ralentissement du pouls
d'abord et son accélération ensuite.

Ces phénomènes de sédation et d'excitation constituent deux périodes distinc-
tes qui ont duré chacune environ trois
heures.

La période de réaction a été toujours
plus marquée que la période de sédation.
Celle-ci fut même nulle tant que la dose
de l'eau minérale ne surpassa pas 115
grammes, c'est-à-dire à peu près un
demi-verre ordinaire.

D'ailleurs, les effets de l'eau de la Raillère sur la circulation ont été d'autant
plus appréciables que sa dose a été plus
considérable et son usage plus longtemps
continué.

La moyenne générale du pouls s'est
élevée à partir du vingt-troisième jour
seulement, et cette élévation ne s'est pas
prolongée au delà de trois jours après
l'usage de l'eau.

II.—CHALEUR ANIMALE.

On sait que la chaleur de l'homme se
mesure à l'aide d'un thermomètre placé
dans les parties internes accessibles à cet

instrument, comme la bouche, le rec-
tum, etc., et qu'elle varie de 36,5 à
37 deg. centig. C'est en maintenant sous
la langue, pendant dix minutes, un thermomètre centésimal parfaitement gradué,
et dont je lisais les degrés avec un miroir
grossissant, que j'ai déterminé les modifications imprimées à la chaleur animale
par l'eau de la Raillère prise en boisson.

Plusieurs expérimentateurs, qui se sont
occupés de la température du corps humain à l'état physiologique et patholo-
gique, ont préféré l'aisselle pour leurs
observations, par la raison, suivant eux,
que la température de cette région représente très-approximativement la température la plus élevée du corps ou celle
des viscères internes. « Pour ma part, dit
le professeur Gavarret, c'est toujours à
l'aisselle que j'ai eu recours, quand j'ai
voulu constater la température générale
d'un malade ; c'est l'aisselle qui m'a toujours présenté la réalisation la plus com-
plète de toutes les conditions exigibles
d'exactitude dans les résultats et de faci-
lité dans l'observation [1]. »

[1] *Recherches sur la température du corps humain*

J'ai placé le thermomètre alternativement sous la langue et sous l'aisselle, et les résultats que j'ai obtenus dans ces deux cas ont pour moi une signification différente. D'abord, ce qui prouve que la température du creux axillaire ne représente pas la plus haute température du corps ou celle des viscères internes, c'est que, chez l'homme sain, la colonne mercurielle s'élève moins dans l'aisselle que sous la langue ; ensuite, la température de la peau peut augmenter sans que celle des organes internes suive la même progression, et réciproquement. Par exemple, j'ai trouvé que, sous l'influence de l'eau de la Raillère, le thermomètre placé dans le creux axillaire montait de plus d'un degré au bout d'un certain temps, tandis que sous la langue, la bouche étant hermétiquement fermée, il ne variait que de 4 à 6 dixièmes de degré. Je conclus de là que le thermomètre a indiqué la température de la peau seulement dans le premier cas, et la température générale du corps dans le second.

dans les fièvres intermittentés. Expérience, t. IV, 1839.

Chez quatre personnes atteintes d'angine granulée, et qui ont bien voulu se soumettre à mon observation, j'ai constaté les résultats suivants [1] :

PREMIÈRE OBSERVATION.
(Homme de 45 ans.)

Température du corps prise sous la langue.

Avant le traitement................ 36°,7

Au bout de quatre jours, la dose de l'eau étant de 115 grammes, ou un demi-verre ordinaire............... 36°,9

Au bout de huit jours, la dose de l'eau étant de 230 grammes, ou un verre ordinaire.................. 37°

Au bout de quinze jours, la dose de l'eau étant de 460 grammes, ou deux verres...................... 37°,1

Au bout de vingt-cinq jours, la dose de l'eau étant de 920 grammes, ou quatre verres, deux le matin à jeun, et deux le soir avant le dîner 37°,3

DEUXIÈME OBSERVATION.
(Homme de 27 ans.)

Température du corps prise sous la langue.

Avant le traitement............... 37°

[1] Le traitement a consisté dans l'usage interne de l'eau de la Raillère, des gargarismes et des douches pharyngiennes.

Au bout de huit jours. la dose de l'eau minérale étant de 230 grammes, ou un verre ordinaire...... 37°,4

Au bout de douze jours, la dose de l'eau étant de 460 grammes, ou deux verres le matin à jeun..... 37°,5

Au bout de vingt jours, la dose de l'eau étant de 690 grammes, ou trois verres, deux le matin à jeun et l'autre le soir................... 37°,6

TROISIÈME OBSERVATION.

(Homme de 32 ans.)

Température du corps prise sous la langue.

Avant le traitement................. 37°

Au bout de huit jours, la dose de l'eau étant de 230 grammes, ou un verre ordinaire.................. 37°,5

Au bout de quinze jours, la dose de l'eau étant de 460 grammes, ou deux verres, un le matin à jeun et l'autre le soir avant le dîner..... 37°,5

Au bout de vingt-cinq jours, la dose de l'eau étant de 920 grammes, ou quatre verres, deux le matin à jeun et deux le soir avant dîner....... 37°,6

Au bout de trente jours, la dose de l'eau minérale étant la même.... 37°,7

QUATRIÈME OBSERVATION.
(Homme de 40 ans.)
Température du corps prise sous la langue.

Avant le traitement................... 36º,9
Au bout de quatre jours, la dose de
l'eau étant de 230 grammes, ou
un verre ordinaire................ 37º,2
Au bout de huit jours, la dose de
l'eau étant de deux verres, ou 460
grammes, le matin à jeun......... 37º,5
Au bout de douze jours, la dose de
l'eau étant la même.............. 37º,4
Au bout de seize jours, la dose de
l'eau étant de trois verres, deux le
matin à jeun et l'autre le soir avant
dîner........................... 37º,5
Au bout de vingt-cinq jours, la dose
de l'eau étant de 1,150 grammes,
ou cinq verres, trois le matin et
deux le soir [1].................. 37º,2

Dans les expériences que j'ai faites sur moi-même, j'ai pu suivre plus exactement les variations de la chaleur animale sous l'influence de l'eau de la Raillère, puisque j'ai observé le thermomètre toutes les

[1] L'eau à la dose de cinq verres avait déterminé une diarrhée assez abondante chez le sujet de cette observation.

trente minutes pendant les trois heures qui ont suivi l'ingestion de l'eau, et toutes les heures de midi à trois heures et de sept à dix heures du soir. Or, j'ai trouvé :

1° Que la dose de l'eau étant de 115 grammes, ou un demi-verre ordinaire, la température de mon corps, qui était de 36 deg. 9 à 37 deg. avant mes expériences, n'avait pas varié d'une manière appréciable pendant les trois premières heures, mais qu'elle avait augmenté de 2 dixièmes de degré entre deux et trois heures de l'après-midi, et qu'elle s'était maintenue à son chiffre initial aux autres heures de la journée ;

2° Qu'à la dose d'un à quatre verres, l'eau de la Raillère n'avait jamais fait monter le thermomètre de plus de 3 dixièmes de degré pendant les trois premières heures, tandis que de midi à trois heures celui-ci s'était élevé jusqu'à 6 dixièmes de degré au-dessus du chiffre ordinaire;

3° Que la moyenne de la chaleur animale, prise sous la langue, le matin à jeun et avant de boire, surpassait la moyenne ordinaire de 1 à 2 dixièmes de degré à partir du vingt-quatrième jour, alors que la dose de l'eau était de trois verres, ou 690 grammes.

Il résulte des observations qui précèdent que l'eau de la Raillère à l'intérieur élève la chaleur animale, et que cette élévation ne dépasse guère un demi-degré, alors même que la dose de l'eau est forte et que son usage a été continué pendant longtemps.

En considérant que les médicaments excitants les plus actifs, tèls que le phosphore, les cantharides, l'acétate d'ammoniaque, le seigle ergoté, le sulfate de quinine, etc., donnent une élévation à la température du corps qui varie entre quelques dixièmes de degré et 2 deg. 7 au plus, suivant les doses auxquelles ils sont administrés[1], on accordera aux modifications imprimées à la chaleur animale par l'eau de la Raillère une importance qu'on serait tenté de leur refuser de prime abord. J'ajouterai que les procédés les plus énergiques de l'hy-

[1] Duméril, Demarquay et Lecointe, *Recherches expérimentales sur les modifications imprimées à la température animale par l'introduction dans l'économie de différents agents thérapeutiques.*

drothérapie, cette méthode thérapeutique si puissante, ne modifient guère plus activement la calorification vitale. Ainsi, d'après M. Fleury, dont l'autorité en pareille matière ne saurait être contestée, la douche élève la température animale, prise sous la langue, de quelques dixièmes de degré, au maximum d'un degré tout entier [1].

III.—Système cutané.

L'influence que l'eau de la Raillère exerce sur la chaleur de la peau est un de ses effets physiologiques les plus intéressants [2].

Voici les résultats que j'ai constatés chez les quatre personnes dont il a été déjà question :

PREMIÈRE OBSERVATION.

Température de la peau prise sous l'aisselle.

Avant le traitement . . . . 36°,3
Au bout de quatre jours, la dose de
  l'eau étant de 115 grammes, ou un
    demi-verre ordinaire. . . . . 36°,6

[1] *Hydrothérapie rationnelle*, p. 163.

[2] Pendant chaque observation, le thermomètre est resté placé vingt minutes dans l'aisselle.

Au bout de huit jours, la dose de
l'eau étant de 230 grammes, ou un
verre ordinaire. . . . .   36°,9

Au bout de quinze jours, la dose de
l'eau étant de deux verres, ou 460
grammes. . . . .   37°,1

Au bout de vingt-cinq jours, la dose
de l'eau étant de 920 grammes, ou
quatre verres, deux le matin à jeun
et deux le soir avant le dîner. . .   37°,3

DEUXIÈME OBSERVATION.

Température de la peau prise sous l'aisselle.

Avant le traitement. . . . .   36°,5

Au bout de huit jours, la dose de
l'eau étant de 230 grammes ou un
verre ordinaire. . . . .   37°

Au bout de douze jours, la dose de
l'eau étant de 460 grammes, ou
deux verres. . . . .   37° 4

Au bout de vingt jours, la dose de
l'eau étant de 690 grammes, ou
trois verres, deux le matin à jeun
et l'autre le soir. . . . . , . . .   37°,6

TROISIÈME OBSERVATION.

Température de la peau prise sous l'aisselle.

Avant le traitement. . . . .   36°,6

Au bout de huit jours, la dose de
l'eau minérale étant de 230 gram-

mes, ou un verre ordinaire. . . . . 37°,2

Au bout de quinze jours, la dose de
l'eau étant de 460 grammes, ou
deux verres ordinaires, un le
matin à jeun et l'autre le soir
avant dîner. . . . . 37°,5

Au bout de vingt-cinq jours, la dose
de l'eau étant de 920 grammes, ou
quatre verres, deux le matin à jeun
et deux le soir avant dîner. . . . . 37°,3

QUATRIÈME OBSERVATION.

Température de la peau prise sous l'aisselle.

Avant le traitement. . . . . 36°,5

Au bout de quatre jours, la dose de
l'eau étant de 230 grammes, ou un
verre ordinaire. . . . . 37°

Au bout de huit jours, la dose de
l'eau étant de 460 grammes, ou
deux verres le matin à jeun. . . . 37°,5

Au bout de douze jours, la dose de
l'eau étant la même. . , ... 37°,6

Au bout de seize jours, la dose de
l'eau étant de 690 grammes, ou
trois verres, deux le matin à jeun
et l'autre le soir avant dîner. . . . 37°,6

Au bout de vingt-cinq jours, la dose
de l'eau étant de 1,150 grammes,

ou cinq verres, trois le matin à jeun et deux le soir avant dîner [1]. 37°

Ces chiffres, comparés avec ceux qui sont relatifs à la chaleur animale, prouvent que l'eau de la Raillère a élevé la température de la peau de 1 deg. à 1 deg. 2, tandis que le thermomètre placé sous la langue n'a surpassé que de 6 dixièmes de degré le chiffre initial.

J'ai observé sur moi-même des phénomènes identiques. Du premier au sixième jour, la dose de l'eau minérale étant de 115 grammes, le thermomètre, qui marquait en moyenne, dans l'aisselle, 36 degrés 5, s'est élevé de 2 dixièmes de degré pendant les trois heures qui ont suivi l'ingestion de l'eau, et de 4 dixièmes de degré de midi à trois heures. Le reste de la journée il était revenu à son degré primitif. Du sixième au dixième jour, la dose de l'eau étant d'un verre, ou 230 grammes, la colonne mercurielle a surpassé le chiffre initial de 2 dixièmes de

---

[1] L'eau, à la dose de cinq verres, avait déterminé la diarrhée chez le sujet de cette observation.

degré pendant les trois premières heures,
et de 5 dixièmes de degré de midi à trois
heures. Du treizième au quinzième jour,
la dose de l'eau resta la même (un verre
le matin à jeun), et la chaleur de la peau,
après avoir augmenté de 1 à 2 dixièmes
de degré les trois premières heures, s'é-
leva de 7 dixièmes de degré de midi à
trois heures. Elle conserva à peu près
son chiffre normal aux autres heures de
la journée. Du quinzième au vingt-
deuxième jour, les résultats furent à peu
près les mêmes ; mais à partir du vingt-
cinquième, la dose de l'eau ayant été
portée à trois verres, deux le matin
à jeun et l'autre le soir avant dîner, la
moyenne de la température s'éleva de
5 dixièmes de degré, et celle-ci suivit la
même marche que les jours précédents,
c'est-à-dire qu'elle augmenta de 2 dixièmes de degré environ pendant les trois
heures qui suivirent l'ingestion de l'eau,
et de 6 à 7 dixièmes de degré entre
midi et trois heures, pour reprendre
ensuite son chiffre primitif. Le vingt-
sixième jour, la dose de l'eau étant de
deux verres le matin et deux verres le

soir, le thermomètre marque sous l'aisselle :

37° avant l'ingestion de l'eau

37°,3 deux heures après.

37°,5 de midi à une heure.

37°,6 de une heure à deux.

37°,8 de deux à trois heures.

37°,6 de trois à quatre heures.

37°,6 de quatre à cinq heures.

37°,3 de sept à huit heures.

37°,2 de huit heures à neuf.

37° de neuf heures à dix.

Ainsi, la température de la peau s'était élevée de 1 deg. 3 depuis le commencement des expériences. C'est le degré le plus haut qu'elle ait atteint.

Après l'usage de l'eau, le thermomètre marque, le matin à jeun :

1er jour. . . . . 36°,9

2e . . . . 36°,8

3e . . . . 36°,7

4e . . . . 36°,7

5e . . . . 36°,5

6e . . . . 36°,4

La chaleur de la peau était donc revenue, dès le cinquième jour, à sa moyenne ordinaire,

Un fait digne d'attention, et que j'ai remarqué non-seulement sur moi-même, mais encore sur d'autres personnes, c'est que la température de la peau reste stationnaire et même diminue quelquefois, au lieu d'augmenter, lorsque l'eau minérale, n'ayant pas été digérée, produit un dérangement d'entrailles.

Malgré l'activité que l'eau de la Raillère imprime aux fonctions cutanées, je n'ai jamais remarqué que la transpiration fût augmentée, et la sueur, qui n'a pas cessé d'être acide, a toujours été sans action sur le papier à l'acétate de plomb.

Il n'est pas inutile de faire ressortir l'importance des résultats que je viens de signaler. Malheureusement les points de comparaison manquent, l'action des divers agents thérapeutiques sur la chaleur de la peau n'ayant jamais été déterminée. Toutefois, les effets physiologiques des principaux procédés suivis en hydrothérapie suffiraient, je crois, pour nous fixer.

Selon M. Fleury, un quart d'heure d'immersion dans de l'eau à 9 degrés abaisse la chaleur de la main de 35°,5

à 12°,6 ; mais celle-ci étant ensuite exposée à l'air, sa température s'élève, au
bout d'une heure 15 minutes, de 1°,4
au-dessus de son chiffre primitif et physiologique, par l'effet de la réaction [1].
Une douche en pluie de la durée de trois
minutes, la température de l'eau étant
de 12°, a produit sur moi les effets suivants :

Chaleur de la peau prise sous l'aisselle.

Avant la douche. . . . . : 36°,6
Trente minutes après . . . . : 36°,5
Au bout d'une heure. . . . . , . 36°,9
Au bout d'une heure et demie. . . . 37°,5
Au bout de deux heures . . . . 38°,3
Au bout de trois heures. . . . . . . 37°,6
Au bout de quatre heures. . . . . . 36°,7

Ainsi, la douche augmenta la chaleur
de la peau de 1°,7, et après quatre heures
celle-ci était revenue à son degré primitif.
La réaction produite par les bains de mer
n'a jamais fait monter le thermomètre
placé sous mon aisselle de plus de 1°,5
au delà du chiffre initial. On voit, d'après

[1] *Hydrothérapie rationnelle*, p. 148.

cela, que l'eau de la Raillère en boisson et à dose assez élevée exerce sur la température de la peau, au bout d'un certain temps (vingt jours au moins), une action presque aussi énergique que les procédés hydrothérapiques les plus efficaces.

IV.—Voies digestives.

Après avoir bu de l'eau de la Raillère, on éprouve immédiatement une sensation de sécheresse dans la bouche et d'âcreté à l'arrière - gorge ; mais cette sensation ne tarde pas à disparaître.

Mes recherches démontrent que la salive n'est modifiée ni dans sa quantité, ni dans sa qualité : avant comme pendant l'usage de l'eau, le papier de tournesol rougi par un acide faible et le papier imbibé d'acétate de plomb ont toujours conservé la même couleur, lorsqu'ils ont été soumis à l'action de la salive ; le papier bleu a pris constamment, en se desséchant, une teinte violette très-claire ; ce qui revient à dire que la salive n'a point cessé d'être légèrement acide et que la moindre trace de principe sulfureux ne s'y est jamais révélée.

On admet généralement que l'eau de la Raillère est lourde à l'estomac, d'où l'habitude pour les malades de se diriger vers la source de Mauhourat immédiatement après avoir bu à la Raillère, dans le but de faciliter la digestion de l'eau. Tout en reconnaissant les avantages de cette pratique sanctionnée par l'expérience, je dois rectifier certaines erreurs qu'une fausse observation a consacrées. Sans doute l'eau de la Raillère est moins rapidement absorbée que celle de Mauhourat, ce qui tient probablement à sa température et à sa composition chimique, mais je puis affirmer aussi que ces deux sources n'ont pas tout à fait les mêmes effets physiologiques, et que, loin de fatiguer l'estomac et les entrailles, l'eau de la Raillère, convenablement administrée, se digère bien, ouvre l'appétit et facilite l'élaboration et l'assimilation des matériaux nutritifs. Les dérangements qui peuvent survenir du côté des voies digestives, pendant l'usage de cette eau, dépendent, dans la grande majorité des cas, de plusieurs causes que je vais examiner, *a.* Certains malades, convaincus que plus ils introduisent d'eau minérale dans leur estomac, plus ils profiteront de leur séjour aux eaux, 'ne tiennent aucun compte des avis de leur médecin, et boivent plusieurs verres de suite, même au début du traitement. Il en résulte souvent que l'eau minérale, n'étant point absorbée, agit comme un corps étranger sur la muqueuse gastro-intestinale, et détermine des coliques et des évacuations séreuses plus ou moins abondantes. Alors une purgation devient le plus ordinairement nécessaire, pour dissiper l'embarras des voies digestives.

On ne doit jamais oublier que les troubles du tube digestif compromettent les résultats du traitement thermal, et qu'il est nécessaire de les prévenir. En commençant par boire un demi-verre d'eau le matin à jeun, pendant quelques jours, et en augmentant successivement la dose, on peut arriver à supporter facilement jusqu'à quatre verres dans la journée ; mais cette quantité ne peut guère être dépassée sans inconvénient.

b. Les malades, en voulant satisfaire

leur appétit, augmenté par les conditions hygiéniques dans lesquelles ils se trouvent et par le traitement thermal luimême, s'exposent à des dérangements du côté des voies digestives.

c. Le déjeuner et le dîner sont ordinairement trop rapprochés l'un de l'autre, pour que l'eau minérale prise avant le repas du soir puisse être parfaitement absorbée.

d. La chaleur excessive de l'atmosphère rend la digestion de l'eau difficile; aussi, les mois de juin et de septembre, pendant lesquels la température est modérée dans la montagne, sont-ils préférables pour les malades auxquels l'usage interne de l'eau est principalement recommandé.

e. La fatigue résultant des excursions et les variations de température, contre lesquelles il faut se prémunir avec soin, occasionnent souvent des dérangements que l'on est trop disposé à attribuer aux effets de l'eau minérale.

f. Enfin, les eaux potables, dont la plus grande partie provient des glaciers et des neiges, ne sont pas étrangères aux indispositions qui surviennent du côté du tube digestif.

V.—Voies respiratoires.

L'expulsion facile des mucosités bronchiques, la chaleur, la constriction et les picotements qui surviennent du côté de la trachée et du larynx, chéz la plupart des personnes qui font usage de l'eau de la Raillère à haute dose, prouvént que cette eau exerce une action spéciale et excitante sur la membrane muqueuse des voies aériennes. Quelquefois aussi on observe un peu de gonflement de la muqueuse nasale, et même du coryza, si l'usage de l'eau est continué pendant longtemps. Toutefois, ces phénomènes sont beaucoup plus rares que les précédents. Dans les expériences que j'ai faites sur moi-même, j'ai remarqué que le besoin de tousser et d'expectorer se manifestait presque tous les jours, surtout pendant les premières heures qui suivaient l'ingestion de l'eau. Il m'a paru aussi que la respiration devenait plus facile et plus lente.

On sait que lorsqu'une solution sulfu-

reuse ordinaire est arrivée dans le tor-
-rent circulatoire, après avoir été absorbée
dans le tube digestif, le soufre s'exhale
par le poumon. M. Claude Bernard prouve
cette exhalation en plaçant sous les na-
rines d'un animal, dans l'intestin duquel
une solution sulfureuse a été injectée,
un papier imbibé d'acétate de plomb.
Ce papier, de blanc qu'il était, devient
très-rapidement noir, parce que le soufre
contenu dans l'air expiré se combine
avec l'acétate de plomb pour former un
sulfure. Or, rien de semblable ne se produit avec l'eau de la Raillère prise en
boisson, quelle que soit la quantité absorbée. Les nombreuses recherches auxquelles je me suis livré ont toujours,
donné des résultats négatifs.

VI.—Organes génito-urinaires.

L'eau de la Raillère, comme toutes les
eaux minérales légères et qui sont facilement absorbées, active la sécrétion
urinaire ; de plus, elle modifie les qualités de l'urine, ainsi que je l'ai constaté
dans mes expériences. C'est à M. Broca,
pharmacien distingué de Cauterets, que

je dois les recherches dont je vais faire connaître les résultats:

Pendant l'usage interne de l'eau de la Raillère, l'urine émise le matin à jeun et avant de boire présente une densité très-variable et qui n'est nullement en rapport avec la quantité d'eau prise en boisson. Par exemple, la dose étant de 115 grammes, ou un demi-verre ordinaire, la densité de l'urine émise le matin, après s'être rapprochée, dans un cas, de celle de l'eau distillée (1,008), atteignit le chiffre de 1,034, et celui de 1,030 quand la dose de l'eau était de deux verres, ou 460 grammes. D'un autre côté, elle a été trouvée à 0,99, c'est-à-dire au-dessous de celle de l'eau distillée, alors que la dose de l'eau minérale ne dépassait pas 345 grammes, soit un verre et demi.

L'urine émise après avoir bu et à jeun augmente de densité les deux ou trois premiers jours; elle laisse déposer beaucoup de sels et de mucosités. Ensuite la densité diminue et finit quelquefois par tomber au-dessous de celle de l'eau distillée. Il en est de même pour l'urine

émise dans la journée, à partir du déjeuner jusqu'au coucher.

Sous l'influence de l'eau de la Raillère,
l'urine ne cesse jamais d'être acide ;
néanmoins, elle peut devenir presque
neutre au bout d'un certain temps, si la
dose de l'eau est considérable (trois ou
quatre verres par jour). Essayée avec le
papier imbibé d'acétate de plomb, elle
n'a jamais présenté la moindre trace de
principe sulfureux.

Quelle que soit la dose de l'eau, l'urine
émise après avoir bu, le matin à jeun,
contient toujours une quantité plus ou
moins considérable de matière organique, sous la forme soit de flocons légers,
qui se déposent au fond du vase, soit de
filaments en suspension dans le liquide.
Trouble et épaisse au commencement,
elle s'éclaircit de plus en plus à mesure
que la quantité d'eau prise en boisson
augmente. J'ai remarqué plusieurs fois
qu'elle présentait une couleur blanchâtre et qu'elle laissait une teinte laiteuse
sur les parois du flacon. L'urine émise
dans la journée est toujours plus pâle et
forme beaucoup moins de dépôt que celle

émise le matin, avant de boire, ou durant les trois heures qui suivent l'ingestion de l'eau. En somme, l'urine contient d'autant moins de sels et de mucosités que l'usage de l'eau minérale est continué depuis plus longtemps et que sa dose est plus élevée.

Il n'est pas rare que les hommes qui font un usage prolongé de l'eau de la Raillère éprouvent de l'ardeur en urinant, quelques picotements dans le canal de l'urètre, et même un peu de pesanteur du côté du périnée, avec chaleur de la région lombaire. D'autres fois, ils voient apparaître au méat urinaire, surtout le matin, quelques gouttes d'un liquide clair et mucilagineux. Chez beaucoup de femmes sujettes aux flueurs blanches, l'écoulement est rapidement modifié dans sa quantité et ses qualités.

Je crois pouvoir conclure de ce qui précède que l'eau de la Raillère, nonseulement augmente la sécrétion des reins, mais encore agit spécialement sur la membrane muqueuse des organes génito-urinaires, qu'elle stimule, et dont elle active quelquefois la vitalité jusqu'à l'irritation.

DEUXIÈME PARTIE

EFFETS PHYSIOLOGIQUES DE L'EMPLOI A L'EXTÉRIEUR.

Outre la buvette, l'établissement thermal de la Raillère contient vingt-neuf cabinets de bains, dont un seul à deux baignoires ; quatre possèdent des douches ascendantes.

J'ai dit précédemment que la température de l'eau diminuait aux robinets des baignoires à mesure qu'on s'éloignait du centre de l'établissement pour se rapprocher des extrémités. Voici les chiffres que j'ai trouvés, avec un thermomètre parfaitement exact :

DEGRÉS CENTIGRADES AUX ROBINETS
DES BAIGNOIRES.

(Les numéros 14 et 15 occupent le centre de l'établissement 1 et 29 les extrémités.)

N^{os} des bains.	Source chaude.	Source tempérée.
29	35	28,5
28	35,5	33,5
27	35,5	34
26	36	34
25	36,4	34
24	36,5	34
23	36,8	34
22	36,9	34
21	37	34
20	37,2	34
19	37,5	34,2
18	37,8	34,2
17	37,8	34,3

4

Nᵒˢ des bains.	Source chaude.	Source tempérée.
16	37,8	34,4
15	38	34,6
14	38	34,6
13	38	34,2
12	37,8	34
11	37,7	34,3
10	37,6	33,9
9	37,3	33,7
8	36,8	33,7
7	36,5	33,7
6	36,5	33,7
5	36,4	33,6
4	36,4	33,6
3	36,5	33,2
2	36,3	32,5
1	35,5	32,5

L'expérience a prouvé que les effets thérapeutiques de l'eau de la Raillère, employée en bains, différaient selon que les malades se baignaient au centre ou aux extrémités de l'établissement. Les chimistes attribuent cette différence à une déperdition du principe sulfureux éprouvée par l'eau. Ainsi, M. Réveil dit :

« Les eaux de la Raillère sont extrême-
« ment altérables, à ce point que les
« médecins de Cauterets attachent une
« très-grande importance à faire baigner
« leurs malades dans des cabinets plus
« ou moins éloignés de la source. Nous
« avons pensé qu'il serait intéressant de
« rechercher si l'analyse chimique justi-

« fiait cette différence d'action thérapeu-
« tique que les praticiens ont de tout
« temps signalée dans l'action des eaux
« de la Raillère aux différents points de
« l'établissement [1]. » Je ne mentionne-
rai pas les résultats que M. Réveil a obtenus avec le sulfuromètre, attendu que
la différence des effets produits par l'eau
minérale sur l'organisation dépend uniquement de sa température, comme je
vais le démontrer tout à l'heure; de sorte
qu'en tenant les analyses de l'habile
chimiste pour parfaitement exactes, on
est forcé de reconnaître que l'élément
sulfureux, considéré isolément, n'est
point le principe essentiellement actif
de nos eaux.

Dans mes expériences, la circulation et la
chaleur organique n'ont pas été modifiées
de la même manière par l'eau minérale
quand sa température était au-dessus
ou au-dessous de celle du corps humain.
Pendant un bain de 37 deg. centig. et de
la durée de trois quarts d'heure, le pouls
s'élevait de 10 à 15 pulsations par mi-

[1] *Analyse sulfurométrique des sources thermales
de Cauterets,* p. 35.

nute, puis il s'abaissait après le bain, de manière à tomber au-dessous de son chiffre initial au bout de deux ou trois heures, pour s'élever de nouveau dans le cours de la journée. La chaleur du corps, prise sous la langue, et celle de la peau, prise sous l'aisselle, augmentaient de quelques dixièmes de degré durant les trois premières heures qui suivaient le bain ; mais elles diminuaient dans la journée (surtout celle de la peau), et elles étaient au-dessous de leur chiffre initial entre neuf et dix heures du soir.

J'ai observé des effets analogues, quoique moins prononcés, lorsque la température du bain était de 36°,5. En outre, après trois ou quatre bains, la chaleur de la peau tombait de plus d'un demi-degré au-dessous de sa moyenne ordinaire ; celle du corps, prise sous la langue, ne diminuait guère que d'un à deux dixièmes de degré[1].

Des effets opposés se sont produits lorsque la température du bain était à

[1] Dans mes recherches, la durée du bain a toujours été de trois quarts d'heure ; or, pendant ce temps, sa température a été maintenue à peu près au même degré.

35°,5 ou au-dessous. Voici, en effet, ce que j'ai constaté :

1° Pendant le bain, ralentissement du pouls, ou action sédative sur la circulation ; après le bain, réaction, c'est-à-dire accélération progressive du pouls, déterminant, dans l'espace de quatre ou cinq heures, une augmentation de 20 à 30 pulsations par minute sur le chiffre initial ;

2° Après le bain, augmentation progressive de la température du corps, prise sous la langue, dans la proportion de 5 à 6 dixièmes de degré, et de celle de la peau, prise sous l'aisselle, dans la proportion de 1° à 1°,2 ;

3° Au bout de quelques jours, augmentation de la moyenne de la chaleur animale, déterminée thermométriquement le matin avant le bain, et de celle de la température de la peau, dans la proportion de 2 à 3 dixièmes de degré pour la première, et de 5 à 6 dixièmes de degré pour la seconde.

Quels que soient les cabinets où les bains aient été pris, ces phénomènes n'ont pas varié sensiblement ; et, pour montrer que l'eau de la Raillère ne jouit pas de propriétés plus excitantes au centre qu'aux extrémités de l'établissement, qu'il y ait ou non une différence dans le degré de sulfuration, je vais mettre sous les yeux du lecteur quelques chiffres extraits de mes observations.

Numéros des cabinets.	Température du bain	MAXIMUM des pulsations artificielles observées dans la journée.	CHALEUR ANIMALE prise, sous la langue.			TEMPÉRATURE de la peau prise sous l'aisselle.		
			Avant le bain.	Maximum dans la journée.	Minimum dans la journée.	Avant le bain.	Maximum dans la journée.	Minimum dans la journée.
	deg. c.		deg. c.	deg. c.	deg. c.	deg. c.	deg. c.	deg. c
12	37,7	100	36,8	37	36,7	36,5	36,9	36,1
12	35,5	110	36,8	37,4	36,8	36,4	37,4	36,7
16	36	106	36,7	37	36,7	36	36,9	36,3
20	35	108	37,1	37,7	37,2	36,9	37,7	37
28	35	105	36,7	37,6	37,1	36,3	37,5	26,8
13	34	100	37,1	37,6	37,2	36,8	37,4	36,9
1	34	105	37,1	37,6	37,2	36,9	37,6	36,9

On voit que l'action de l'eau sur la circulation, la chaleur du corps et celle de la peau, a été aussi énergique dans les cabinets 1, 28 et 20, situés aux extrémités de l'établissement, que dans les nos 13, 16 et 12, qui en occupent le centre, et qui se trouvent, par conséquent, plus rapprochés de la source.

On voit aussi que, dans un même cabinet (le n° 12), la différence de 1°,5 dans la température du bain a suffi pour faire varier considérablement les effets physiologiques de l'eau minérale, puisque la chaleur des organes internes et celle de la peau ont diminué pendant la journée, après un bain de 35°,5 ; de plus, le maximum des pulsations artérielles a été moins considérable dans le premier cas que dans le second. L'action du calorique explique cette différence. En effet, en congestionnant la peau et en déterminant la diaphorèse, il empêche l'absorption cutanée ; de plus, s'il est un agent puissant d'excitation quand on l'applique à la surface du corps, cet effet ne dure pas longtemps après son application, et l'atonie succède bientôt au développement momentané des actes organiques. « S'il est fort important en thérapeutique, disent MM. Trousseau et Pidoux, de bien se rappeler que si l'action exagérée du calorique est immédiatement très-excitante, elle est aussi le moyen le plus sûr d'amener consécutivement une grande atonie dans les parties qui y sont exposées, et que c'est tout le contraire pour l'application du froid [1]. » Le premier des deux célèbres praticiens que je viens de citer a exposé d'une manière plus précise encore l'action physiologique du calorique, dans une leçon clinique sur le traitement des hémorrhagies utérines par des injections très-chaudes; ainsi, il dit : « Si l'on trempe ses mains, pendant quelques minutes, l'une dans de l'eau à 40°, l'autre dans de l'eau à 0°, après les avoir retirées, on pourra constater, au bout d'un certain temps, qu'elles ont subi une réaction en sens opposé, celle plongée dans l'eau froide étant devenue chaude, le contraire ayant eu lieu pour celle qui a été plongée dans l'eau chaude [2]. »

[1] *Traité de thérapeutique*, t. II, p. 514.
[2] *Gazette des Hôpitaux*, 19 mars 1853.

J'ai voulu déterminer thermométriquement ces modifications inverses imprimées à la chaleur de la peau par de l'eau à des températures différentes. Je crois qu'il me suffira de citer deux des expériences que j'ai faites sur moi-même.

PREMIÈRE OBSERVATION.

La température de l'air atmosphérique étant de.......................... $15°,5$
La température de ma main étant de $31°,4$

je plonge celle-ci quinze minutes dans de l'eau dont la température est maintenue à $37°$; ensuite, après avoir essuyé ma main, je la laisse exposée à l'air, et voici les modifications que subit sa température :

Au bout de 10 minutes...... $35°$
30 minutes...... $33°,4$
1 heure .... $32°$
1 heure 30 ..... $30°,4$

La température de ma main avait donc diminué de $1°,4$ au bout d'une heure et demie.

DEUXIÈME OBSERVATION.

Température atmosphérique ...... $18°,5$
— de ma main.......... $35°$

Je plonge celle-ci pendant quinze minutes dans de l'eau dont la température
est maintenue à 32°, et, après l'avoir
retirée et essuyée, je note les modifications suivantes :

Au bout de 10 minutes....... 35°
— 30 minutes....... 36°,2
— 1 heure........ 36°,2
— 1 heure 30 min. 36°,7

Ainsi, la température de ma main avait
augmenté de 1°,7 au bout d'une heure et
demie.

Une question fort importante et d'un
intérêt actuel en hydrologie médicale se
présente ici : l'eau de la Raillère est-elle
absorbée par la peau pendant le bain ?
L'expérimentation n'a fourni, jusqu'à
présent, au sujet de l'absorption des liquides médicamenteux par le bain, que
des résultats très-contradictoires, peut-
être même plus souvent négatifs qu'affir-
matifs, et la Société d'hydrologie médicale
de Paris, dont tous les efforts tendent
vers le progrès de la science hydrologique, a décidé, cette année, qu'une commission serait chargée d'étudier expéri-
mentalement le problème de l'absorption,

J'ignore comment la savante commission procédera pour jeter quelque jour dans une étude encore si peu avancée; mais ce qu'il y a de certain, c'est que les expériences chimiques ne prouvént absolument rien, et que la chimie n'éclairera pas plus la question de l'absorption cutanée dans les bains d'eaux minérales qu'elle n'a éclairé celle de l'action thérapeutique de ces eaux. Il me semble que c'est encore à l'expérimentation physiologique qu'il faut demander la solution de ce problème. Or, relativement à. l'eau de la Raillère, il me paraît rationnel de conclure qu'il y a absorption de cette eau pendant un bain dont la température n'est pas assez élevée pour déterminer la congestion de la peau et la diaphorèse, puisque tel bain produit sur la circulation, la chaleur animale et le système cutané, les mêmes effets que l'eau administrée en boisson. Il est vrai que la période de sédation ne dure pas aussi longtemps que sous l'influence de l'eau employée à l'intérieur; mais cela tient peut-être à ce que l'absorption est plus rapide et plus directe par la peau que par les voies digestives. Je dois dire aussi que l'eau de la Raillère en bains modifie les sécrétions urinaires de la même façon que lorsqu'elle est administrée en boisson. En effet, l'urine devient plus abondante, sa densité augmente pendant les deux ou trois premiers bains, pour diminuer ensuite ; celle qui est émise après le bain contient plus de sels et de mucosités qu'à l'état normal, et surtout une matière blanchâtre, comme laiteuse, dont j'ai déjà parlé, et qui m'a paru être due spécialement à l'action de l'eau de la Raillère chez les personnes soumises à mes expériences.

Voilà certainement de fortes raisons en faveur de l'absorption cutanée pendant les bains d'eau de la Raillère ; toutefois, cette question est si délicate que je n'émets mes conclusions qu'avec réserve et que de nouvelles recherches me paraissent nécessaires.

Pour résumer les considérations précédentes sur les effets physiologiques de l'eau de la Raillère à l'extérieur, je dirai :

1° Que cette eau, employée en bains, exerce sur la circulation, la chaleur animale, le système cutané et les organes génito-urinaires, la même action que lorsqu'elle est employée à l'intérieur, pourvu que la température du bain soit au-dessous de celle de la peau ; que, toutefois, la période de sédation est plus courte dans le premier cas que dans le second ;

2° Que des effets contraires se produisent du côté de la circulation, de la chaleur animale et du système cutané, si la température du bain est à peu près égale à celle de la peau, et, *à fortiori*, si elle la surpasse, c'est-à-dire que le pouls s'élève pendant le bain pour s'abaisser après, que la chaleur des organes internes, prise sous la langue, diminue dans la journée, finit par tomber au-dessous de sa moyenne ordinaire au bout d'un certain nombre de jours ; qu'il en est de même pour celle de la peau, prise sous l'aisselle ; que cette différence dans les effets s'explique par les effets du calorique ;

3° Que l'eau de la Raillère jouit des mêmes propriétés aux divers points de l'établissement, et que si l'on a remarqué qu'elle produisait des effets différents dans les cabinets du centre et dans ceux des extrémités, cela provient uniquement de la température de l'eau, qui va en diminuant au fur et à mesure qu'on s'éloigne des sources ;

4° Qu'il y a tout lieu d'admettre que l'eau de la Raillère est absorbée pendant le bain, lorsque sa température est inférieure à celle de la peau.

CONCLUSION.

On a dit il y a longtemps, et avec raison, que les eaux minérales étaient des médicaments ; l'on pourrait ajouter que plusieurs d'entre elles, pour ne pas dire la plupart, sont des médicaments qui n'ont point d'analogues dans la matière médicale. Le tableau que je viens de tracer des effets physiologiques de l'eau de la Raillère justifie cette assertion. Existe-t-il, en effet, dans notre arsenal thérapeutique, un agent qui s'adresse à la fois à autant d'appareils organiques, à autant de fonctions, et dont l'action soit, par conséquent, aussi multiple, aussi complexe ?

I. Puisque le sang se fait dans les capillaires généraux de tous les organes (Gerdy), que les phénomènes de combustion s'accomplissent non-seulement dans les poumons, comme l'avaient annoncé Lavoisier et Seguin, mais même pendant le cours de la circulation, et principalement dans les capillaires (Lagrange, Spallanzani, Magnan, Edwards), que c'est au moyen de la circulation capillaire que s'opèrent les sécrétions, la nutrition, l'absorption, etc., tout modificateur susceptible d'activer cette circulation facilitera la reconstitution organique et fera disparaître les accidents liés à l'appauvrissement du sang. Or, il n'est pas possible qu'un agent médicamenteux active la circulation artérielle, élève le pouls au-dessus de son rhythme normal, sans exciter en même temps la circulation capillaire. Tel est précisément le *modus agendi* de l'eau de La Raillère. Nous avons vu aussi qu'elle augmentait la chaleur organique et qu'elle facilitait la digestion. Enfin, je rappellerai que, pendant l'usage de cette eau minérale, il est possible de faire coïncider la période de réaction

avec l'élaboration et l'assimilation des
matériaux réparateurs, condition émi-
nemment favorable à l'accomplissement
des actes nutritifs, ainsi que MM. Trousseau
et Pidoux l'ont établi dans le passage
suivant de leur beau *Traité de thérapeutique* : « La digestion alimentaire est
d'abord dans les premières voies, c'est-
à-dire dans le tube digestif, la cause d'un
travail de réaction locale ; dans les
secondes voies , c'est à-dire dans les
vaisseaux, elle devient l'occasion d'une
excitation générale ou d'une fièvre de
digestion, fièvre causée par l'excitation
que l'étrangeté du chyle provoque dans
les tissus de l'économie ; car le chyle et
les liquides divers puisés par les vaisseaux
à la surface de l'intestin ne sont pas
tellement appropriés à nos tissus qu'ils
doivent d'emblée et intégralement s'assimiler à notre substance. L'élément des
secondes voies, comme celui des premières , doit subir une épuration ; et
comme les fèces sont les résidus de la
première digestion, les urines, les sueurs,
la perspiration pulmonaire , sont les
résidus de la seconde. Supposons, pour

un instant, que les molécules organiques ne fussent pas influencées par le chyle et les liquides alimentaires absorbés, et que ces produits restassent enfermés dans le sang et infiltrés dans les tissus à la nutrition desquels ils doivent servir, tous les phénomènes nutritifs seraient par cela même arrêtés, et cet état serait incompatible avec la vie. Mais si le médecin, à l'aide des excitants, monte l'organisme au ton nécessaire pour qu'il réponde partout à l'impression des sucs digestifs, nous verrons alors la trame osseuse assimiler les sels calcaires, les muscles s'emparer de la fibrine et les émonctoires divers livrer passage à tout ce qui ne peut servir à la nutrition. Mais il était besoin, pour que ce phémonène s'accomplit, il était besoin, disons-nous, d'une excitation plus vive, d'une véritable fièvre. » (Page 652.)

Ainsi, par l'action qu'elle exerce sur la circulation capillaire, la calorification et la nutrition, l'eau de la Raillère est un agent puissant de la médication tonique reconstitutive.

II. Après avoir défini la révulsion « un

acte organique complexe, dans lequel l'état physiologique ou l'état anormal d'une partie est diminué, modifié, annihilé, par suite d'un travail organique, normal ou anormal, survenu spontanément ou provoqué artificiellement dans une autre partie, » M. Cazenave admet six espèces de révulsion [1] :

1° Révulsion par douleur;

2° Révulsion par congestion ;

3° Révulsion par inflammation;

4° Révulsion par modification de la circulation, divisée elle-même en deux variétés : avec issue du sang hors des veines, sans issue du sang hors des vaisseaux ou par congestion ;

5° Révulsion par augmentation d'action organique ;

6° Révulsion par action organique particulière.

Ai-je besoin de dire que parmi ces six espèces de révulsion, trois seulement (la deuxième, la troisième et la cinquième)

[1] *La Révulsion et la Dérivation*, thèse de concours pour une chaire de pathologie interne; Paris, 1840.

sont susceptibles d'être mises en jeu par l'eau de la Raillère ?

La révulsion *par augmentation d'action organique* résulte de l'influence stimulante que cette eau exerce sur la peau, les reins, la muqueuse des organes génito-urinaires et celle des voies aériennes.

La révulsion *par congestion* a le même point de départ ; seulement, lorsque l'eau minérale est appliquée à la surface du corps, la congestion peut se produire de deux manières différentes, et il est de la plus haute importance pour le public de tenir compte de ces deux modes d'action. Ainsi, d'après ce que nous avons vu précédemment, si la température du bain est au-dessous de celle de la peau, les effets de l'eau minérale ne diffèrent pas de ceux qu'elle produit quand elle est employée en boisson ; dans ce cas, les capillaires superficiels se congestionnent après le bain, et cette hypérémie physiologique, qui est lente, progressive, presque insensible, persiste ; au contraire, si la température du bain surpasse la chaleur de la peau, les capillaires superficiels sont congestionnés immédiatement sous l'influence du calorique ; mais cette congestion, rapide et plus ou moins intense, selon le degré de chaleur de l'eau, n'est que passagère et disparaît peu à peu après le bain. Il s'opère alors un mouvement en sens inverse du précédent ; il y a appel du sang de la périphérie au centre, et pour peu que l'usage du bain soit continué, les congestions internes peuvent devenir telles qu'on ne tarde pas à observer tous les symptômes de la fièvre thermale.

Les demi-bains sont fréquemment employés à l'établissement de la Raillère, dans le but de déterminer une révulsion vers les extrémités inférieures. On voit, d'après ce qui précède, combien il est nécessaire de tenir compte de la température de l'eau, si l'on ne veut pas obtenir des effets tout à fait opposés.

La révulsion *par inflammation* ne doit être provoquée par l'eau de la Raillère que du côté de la peau, et dans certains cas. Cette inflammation a pour caractère un prurit plus ou moins vif, et le déve-

loppement d'une éruption soit exanthé-
mateuse, soit papuleuse, soit pustuleuse.
Toutefois, je dois dire que cet effet est
rare, et qu'il ne se produit généralement
qu'après l'usage longtemps continué de
l'eau minérale.

III. Par son action spéciale et stimulante sur la peau, la muqueuse des organes génito-urinaires et celle des voies
aériennes, l'eau de la Raillère devient un
agent précieux de la médication substi-
tutive dans le traitemént de certaines
maladies chroniques qui affectent ces
organes.

IV. Toutes les eaux minérales qui
sollicitent, activent continuellement
l'action des reins, organes essentiellement dépurateurs, doivent être considé-
rées comme dépuratives et altérantes;
par conséquent, l'eau de la Raillère
appartient à cette catégorie. Mais elle
augmente encore ses effets dépuratifs en
favorisant la tendance vers la peau, et,
à ce titre, peut-être mériterait-elle d'être
classée parmi les sudorifiques, bien que

la sueur ne paraisse pas être sensiblement augmentée sous son influence. On
sait, d'ailleurs, que les médicaments
sudorifiques les plus efficaces n'ont point
pour caractère essentiel de provoquer
des crises par les sueurs.

V. « Si l'on considère, dit M. Adelon,
que les progrès de l'anatomie patholo-
gique ont notablement restreint le nombre de ces affections que l'on croyait
pouvoir appeler maladies *sine materia,*
que presque toujours nous voyons quelque chose en plus dans un organe qui a
été lésé, soit que des liquides y aient été
exhalés en plus grande quantité ou qu'ils
s'y soient extravasés, soit que des produits organiques nouveaux ou même de
véritables tissus y aient été formés, *on
concevra l'importance immense de l'absorption dans le rétablissement de l'organe
à sa texture et à ses dimensions primi-
tives* [1]. »

En partant de cette donnée physiologique et en analysant les effets multiples
de l'eau de la Raillère, il est impossible

[1] *Dictionnaire de médecine,* t. I, p. 277.

de ne pas admettre que cette eau ne soit un excellent *résolutif*. En effet, elle modifie et active l'absorption par l'impulsion qu'elle impose à la circulation capillaire générale, par son action sur la nutrition, la composition du sang et les sécrétions, enfin par ses effets dérivatifs et substitutifs.

FIN.

9 782019 262495